维他命、矿物质、和更多!

食物的来源、职能机构、和缺陷

(症状)

I0435493

米歇尔·比弗

奉献

这本书是专门为那些想了解更多关于什么是对他们的机构、有兴趣作出健康的变化,**只想感**觉更好。 这本书是这样,这将是容易的儿童或成人的阅读和理解。 **很多**书籍今天过多的讲解和的感觉就像天过去了你之前读过什么你买了这本书的第一位。 **享受**简单。

内容。

确认。 i

1 学习如何 Pg 3

2 维他命 Pg 5

3 矿物 Pg 21

4 跟踪元素 Pg 30

5 手盐 Pg 36

6 蛋白质 Pg 43

7 碳水化合物 Pg 44

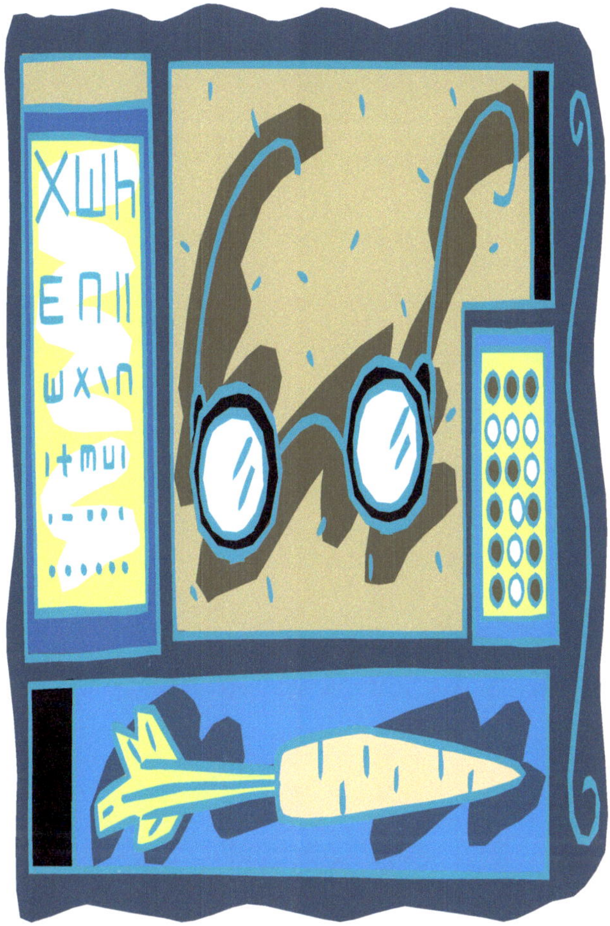

这仅仅是示例食品协会和知道什么维生素是在这一组.

确认。

我要感谢上帝,每个人都有信念,我要完成什么 我开始在获得这一信息提供给公众。

请记住要离开审查如果这本书有助于您或您知道要了解的食物可导致一种更健康的身体和心灵。

这是极为赞赏。 我希望看到这本书在学校的系统。 您的评论将有助于使这种情况发生。

谢谢您!

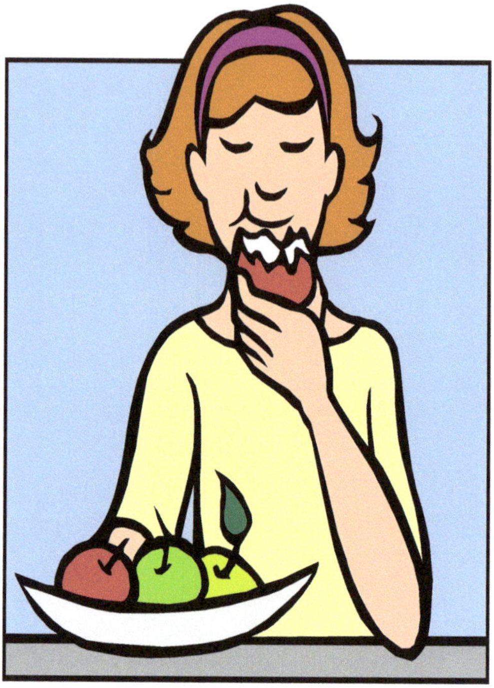

苹果一天有助于保持看医生.

1 学习如何

这本书充满了维他命、矿物质、微量元素、单元盐类、蛋白质和碳水化合物,**和我的工作是要帮助您了解如何帮助你自己。**

我的经验是当我的单亲父母及预算的每一分钱。 **我已**经购买了一台高效用的维他命 C,维他命其他列在它还,**但我看到的是高效用的**维他命 C **我去商店**买了一高效用的维他命 C,**成本低和没有**额外费用。 **我学会了在一周内就看到我的儿子采取**这种低成本、高效用 C,**他的行**为已经开始发生变化。

这是我做的研究,**以了解每个**额外的维他命,**更高的成本高效用的**维他命 C。 **我得到了**资助做研究和之后的很多的奉献精神是能够打破每个项目到什么食物,**我可以吃到更多的**维他命 A **在系**统中的什么功能,**有助于他**们的身体和您的身体表示本身**没有足**够的。 **如何你的身体表示本身是一种症状。**

我们的食品有许多倍的处理、缺乏营养素、加载的荷尔蒙,**有**时我们只是不吃我们的身体需要。

一种组合,**吃正确的食物和考**虑什么是下图所示的症状是一种伟大的方式让健康的生产性的变化。

来源——这些食物吃了,**特**别是维他命、矿物、单元格的盐、跟踪元素、蛋白质、碳水化合物的

功能——这是什么身体时是正常的无症状的

不足之处——这是你的身体表示严重如何它的感觉,**因**为它不具有到其所需要的正常工作。

我给您的挑战是找到这本书和写什么症状您有。 **你会注意到**这些相同的症状可能会根据不同的维生素等使列表中的维他命、矿物质等,**都是与**这些症状。 **它很容易在**这之后要作出公正的一家杂货店的列表。

请务必咨询医生您尊重关于启动任何新的东西,问到您的维他命 **A** 级检查,**并**谈论您的症状。 记住,**每个人的身体是不同的,可能需要更多或更少的比其他人。 吃正确的食物是一开始. ..考**虑你需要的是有加!

2 维他命

维他命 **C**

源

新鲜水果

椰菜

甜瓜

草莓

柑橘类水果

蔬菜白菜

土豆

豌豆

绿辣椒

菠菜

功能

胶原蛋白形成

碘保护

骨骼的形成修复

牙齿的

红血细胞的形成

感染的抵抗

铁的吸收

提高了过敏原的过敏反应缺陷

不足之处

牙龈出血

鼻出血

很容易瘀伤的

蛀牙

厌食症

低感染抗

疲劳、

焦躁

关节痛

肌肉痛

皮肤的病变

关节肿胀

拒腐防变的斑疹伤寒的皮肤

维生素 B

来源

肉

鱼

禽

肉

糙米

浆

螺母

与堪萨斯城皇家队的比赛中的酵母

小麦胚芽

全谷物

浓缩颗粒

肝

干豆类

腰果
向日葵种子。

功能

碳水化合物&蛋白质代谢
脂肪能源生产的
中枢神经系统的维护
良好的肌肉
好胃口
抑郁症

不足之处

弱点
没有胃口
便秘
呼吸困难
疲劳
过敏
记忆丧失
心肌痛
紧张的
手麻木
疼痛的灵敏度
噪声敏感度
失调
脚麻木
情绪波动的
心
水保留
患脚气病
抑郁症

维他命 B 2

来源

肉
鱼
禽类
奶
酿酒酵母
鸡蛋
水果
绿叶蔬菜
螺母
全谷物的

功能

抗体和红血细胞的形成
能源生产的
粘膜上皮细胞的人体组织维持
碳水化合物的代谢
脂肪的代谢

不足之处

患白内障
cheilosis(裂缝角嘴的)
晕眩
你們疲劳
眼睛痒
燃烧的眼睛
对光的敏感度

油性皮肤的
发育迟缓的
舌头红肿&疼痛

维生素 B 6(吡哆醇)

来源
向日葵种子
香蕉
肉
禽
鱼酿酒酵母
干燥肝脏
葡萄干
全谷物
干豆
糙米
蕃茄汁
花生
小麦胚芽
小扁豆
鳄梨
糖浆
核桃

功能
抗体的形成
消化

DNA&RNA 合成
脂肪的代谢
蛋白质代谢
血红蛋白生产
钠
钾平衡平衡
中枢神经系统
对 trytophan 烟碱酸转换

不足之处
皮炎 seborrhea
关节炎
痤疮
glossitis
cheilosis
缉获量
婴儿抑郁症
眩晕症
脱发
过敏
学习障碍
失调
软弱的
皮肤上病变的
重量损失。

叶酸

来源

肝
芦笋的
柑橘类水果
蛋
器官肉
全谷物
小麦胚芽
是不中用的
甜瓜
利马豆
拉肚
菠菜
绿豌豆
萝卜青菜
小扁豆
甜菜
绿叶蔬菜
奶制品
海鲜
花生
黑眼豆豆
平豆
鹰嘴豆
椰菜

功能

红和白血细胞的形成
红色和白血细胞不断成熟。

不足之处

Macrocytic megaloblastic 贫血症(大红血细胞)
疲劳
虚弱
昏晕
苍白的
消化问题
花白的毛发
增长问题
失眠的
舌头发炎的
内存减损
肠道搅乱了
穷人的增长

维生素 B 12

来源

肉
蛋
奶类产品
鱼
羊
奶酪
猪肉
器官肉

功能

红血细胞成熟

铁的吸收
细胞新陈代谢
组织生长
养分代谢
神经细胞的维护
细胞长寿
myellin 形成

不足之处

疲劳的
步行问题
内存减值
问题讲话的
精神抑郁症
glossitis
精神混乱
头痛
紧张
恶性
贫血
减少反射反应
减肥
神经系统

维生素 B 3(烟酸)

来源

鸡蛋

瘦肉
牛奶产品
器官肉
花生
家禽
海鲜
全谷物的
肝脏
麸
鱼

功能

胆固醇水平降低的
性激素生产
代谢碳水化合物
糖原合成蛋白质
艾滋病消化脂肪的
标准化的胃口

不足之处

腹泻病
毒疮疱疹
头痛的问题
抑郁症的
缓解疲劳
食欲不振消化不良损失
口臭
失眠
肌肉 nausea
皮肤火山爆发的
记忆力损害
神经疾病

焦虑症 pellagra
胃肠溃疡

生物素 BIOTIN

来源

蛋黄
豆类
酵母
器官肉
全谷物
牛奶
海鲜
蔬菜

功能

细胞的
脂肪酸合成
脂肪酸合成的
代谢碳水化合物的
代谢脂肪的
代谢的蛋白质
维生素 B 使用
能源生产

不足之処

抑郁症
失眠贫血
皮肤干燥
glossitis
厌食症、
肌肉痛。

酸 PANTOTHENIC ACID

来源

蛋类
豆类
蘑菇
器官肉
三文鱼
小麦胚芽
全粮食
新鲜蔬菜的
酵母。

功能

抗体的形成
可生产
新陈代谢的碳水化合物
刺激增长
新陈代谢的脂肪
强调容忍的
代谢蛋白质
胆固醇合成

不足之处

腹泻
湿疹
脱发
肌肉痉挛
紧张
过早老化
呼吸道感染
疲劳

麻木

维他命 A

来源

肝脏
甜瓜
胡萝卜
猪肝
地瓜
冬天壁球
鱼
绿色水果
黄色水果
奶类产品的
绿色蔬菜
黄色蔬菜
杏
椰菜
桃

功能

人体组织修复
抗感染
人体组织维持
骨骼的增长
神经系统的发展
细胞膜代谢
RNA 的合成
细胞膜结构。
可视紫的生产(夜视)
形成的皮肤

形成的粘膜
形成的骨
形成的牙齿

不足之处

过敏
没有胃口
干头发
疲劳症
耳朵感染
口腔感染的
唾液腺疾病
眼睛痒
燃烧的眼睛
丢失的味道
夜盲症
皮肤粗糙的
窦性停搏的问题
穷国增长的
干燥皮肤
鳞片皮肤
软化牙齿珐琅质。

维他命 D

来源

强化牛奶
骨粉
蛋黄
器官肉
奶油
鳕鱼肝油
含脂肪酸的鱼类

功能

有必要对钙质的吸收&使用
矿藏的骨骼
所必需的磷吸收&使用的矿藏在牙齿的
血清钙水平规例》

不足之处

燃烧的感觉在口腔

腹泻

燃烧的感觉喉部

紧张的失眠症

骨变形的儿童

近视的软化骨

软化牙齿

骨骼变形的婴儿

在 osteomalacia 成人骨软化)

肌肉颤搐

维他命 E

来源

黄油
方舟绿色蔬菜
蛋类
水果
器官肉
uts
植物油
全谷物
颗粒

脂肪的
蛋黄酱的
种子。

功能

使维生素 A 的工作
单元的膜保护
红细胞溶血的预防
性维护的效用
性的生育率维持
可防止细胞受损由于过多的氧

不足之处

水肿婴幼儿
贫血早产的婴儿
皮肤损伤婴儿的
红细胞溶血
肌肉干扰
干头发
神经干扰严重的《仲裁示范法》吸收
头发暗淡的
头发损失

维他命 K

来源

绿叶蔬菜
红花油
酸乳酪肝
糖浆

功能

合成的肝脏凝血酶原
合成其他凝血因素。

不足之处

出血倾向
流产
鼻出血

3 矿物

补钙

来源

骨
芝士
牛奶
糖蜜
酸奶
全谷物
坚果
豆类
绿叶蔬菜
鱼类

功能

凝血的
心脏节律调节

骨骼形成
ell 膜结构
齿形成
细胞膜功能的
肌肉增长的
神经冲动传输
肌肉收缩。

不足之处

肌肉痉挛、
心悸、
焦躁
失眠
特鲁索的登录
蛀牙
骨变形
软化骨骼
骨质疏松
发育不良

氯化物

来源

水果
蔬菜
盐

功能

保养液
保养

维护电解液的酸基
维护渗透性的
压力平衡。
不足之处

镁合金来源

绿叶蔬菜
坚果
海鲜
可可
全谷物
麸皮谷物的
黑眼豆豆、
甜菜、菠菜绿
椰菜
鸡
牡蛎
蟹
鱼

功能

酸基的平衡
肌肉放松的
钙代谢骨骼中的
蜂窝式呼吸
磷代谢骨骼中的
神经冲动传输
心脏肌肉功能
心脏肌肉的维护

不足之处

混乱的

迷失方向
很容易引起
愤怒、
焦躁紧张
快速的脉冲
震荡
失去肌肉控制
神经肌肉紊乱的
增长出现故障时的
行为干扰
痉挛

锌

来源

牛肉
蟹
肝
猪肉
牛肉的
黑眼豆豆
扁豆
蟹
鸡豌豆
土耳其
羊肉
虾
龙虾
鸡(黑肉)
全谷物
蘑菇
海鲜
大豆的

菠菜。

功能

实质内容所需要的几种酶和胰岛素的
前列腺
碳水化合物的消化
生殖器官的增长
新陈代谢的
味道和气味的
生殖器官的发展

不足之处

生殖故障
延迟伤口愈合
发育迟缓
发育迟缓性发展
减少味道
丧失食欲
抑郁症
皮肤变化
减少免疫反应
延迟性成熟
疲劳
失去嗅觉和味
长时间伤口愈合.

磷来源

牛奶/奶制品

酸奶
鱼
肝
山寨奶酪
鸡
鸡蛋
干豆
干豌豆母
黄色奶酪

功能

骨形成
能源生产的
肾功能
细胞生长代谢的
心肌收缩的
神经活动单元格维修
基础酸平衡
肌肉活动。

不足之处

没有胃口的
疲劳
不规则呼吸
神经紊乱
失调
肌肉
弱点丢失的矿物从骨

钾

来源

瘦牛肉
花生酱
土豆
香蕉
牛奶
三文鱼

功能

保持心
渗透性压力平衡
保持水平衡
酸基的平衡
维持神经功能的
肌肉收缩。

不足之处

肌肉
快速不规则心跳
瘫痪
失眠
死
昨夜的
腿部抽筋
呕吐
慢弱反射
厌食症。

钠来源

海鲜
芝士
牛奶
盐

功能

肌肉收缩的
肌肉功能
酸基本平衡的
神经冲动传输
水平衡
加蜂窝式液
细胞渗透性
渗透性的压力平衡。

不足之处

头痛恶心
呕吐
食欲损失
肌肉萎缩
减肥
高血压的
粘膜干燥
肌肉痉挛

含硫量

来源

奶

肉
蛋豆类。

功能

胶原蛋白的合成
肌肉新陈代谢
维他命 B 形成
毒素失效的
凝血

铁

来源

蛋
器官肉
禽类
小麦胚芽
肝
土豆
丰富
充实的面包谷类食品
绿色蔬菜
浆
牛肉
干豌豆
猪肉
螺母
菠菜
甘蓝

功能

血红蛋白生产
氧气运输

压力电阻
能源生产
抗病
调节生物反应的
蜂窝式呼吸
调节的化学反应。

不足之处

易碎的指甲的
呼吸问题
便秘
舌疼痛
贫血
舌炎
苍白
软弱
冷敏感
疲劳
减少免疫系统

4 跟踪元素

镀铬

来源

蛤蜊
肉
奶酪
玉米油
全谷物
酿酒的酵母。

功能

碳水化合物代谢
油脂代谢
血清葡萄糖水平维护

不足之处

葡萄糖的不容忍现象

钴

来源

肉
蛋
鱼
奶类产品
器官肉
猪肉。

功能

B 12 形成

不足之处

疲劳
记忆力损害

精神抑郁症
精神混乱
紧张
减少反射反应
步行问题
问题讲话
glossitis
头痛
恶性
贫血

铜

来源

器官肉
葡萄干
牡蛎
海鲜
坚果
糖浆

功能

骨骼形成的
愈合过程
血红蛋白的
红血细胞的
酶形成的
心理过程
铁使用

不足之处

腹泻(婴儿)
受损的呼吸
普遍薄弱的

皮肤溃疡
骨畸形

碘

来源

海带盐(加碘)海鲜。

功能

规例的基础代谢率
细胞新陈代谢

不足之处

冷手
冷、焦躁
不安的脚
擦干头发
肥胖

锰矿

来源

香蕉
蛋黄
绿色的蔬菜
肝脏
大豆
螺母
全谷物
咖啡
茶

功能

酶激活
骨骼增长

脂肪的代谢
性激素生产
碳水化合物的新陈代谢
维他命 B 1 的代谢
维他命 E 的利用率

不足之处
失调
听觉干扰
眩晕的
听力损失

钼

来源
全谷物
豆类
器官肉

功能
人体的新陈代谢

SELENIUM

来源
海鲜
肝脏
肉
肾

功能

免疫机制的
线粒体 **ATP 合成**
细胞保护
脂肪代谢

5 单元盐

氟化钙

功能
使组织的质量的弹性

不足之处
失去弹性
桩
放松血管
流通缓慢
放松血管
破裂的皮肤
肌肉软弱
轴承下痛

位置
墙上的血管
肌肉组织
结缔组织
表面的
珐琅质的骨齿数

磷酸钙

功能

艾滋病组织盐与营养有关的
成分是唾液和胃液
促进健康细胞的活动
恢复音削弱机构
恢复声削弱了组织的
艾滋病
防治艾滋病的增长正常的发展
有助于消化
吸收艾滋病的
《宪法》的基础

不足之处

落后的
严重痛苦
佝偻病
经常性牙麻烦
血贫穷
麻木,四肢
发凉,四肢
骨的弱点

NAT。 磷。 (磷酸三钠)

功能

艾滋病的酸中和剂
防治艾滋病工作的消化器官的
艾滋病消化脂肪和其他营养素

不足之处

酸消化不良
肿胀的
颜色尿液
金-黄色的舌头的
失眠症
奶油涂在舌
神经过敏
消化功能紊乱

NAT。 SULPH。 (硫酸钠)。

功能

调节密度 intercellular 液体(液体洗澡细胞)通过消除多余的水份
控件正常工作,肝脏
清除毒素被控液体

KALI 磷。 (钾)

功能

神经营养素的神经行为
保持满足处理
锐化的身心健康
影响身体功能
艾滋病哮喘病的
艾滋病带状疱疹
艾滋病的紧张条件。

不足之处

神经

头痛
失眠
懒惰
紧张
消化不良
抑郁症
发脾气
全身无力
疲劳
降低活力
grumpiness
带状疱疹的
病多亏幽默感。

(KALISULPH 钾硫酸盐))

功能

反摩擦
中的盐分的方式进行的一种润滑剂
完成呼吸过程中
艾滋病肠道疾病
艾滋病的胃粘膜炎
艾滋病的具有煽动性的条件,**以促**进排汗

不足之处

粘性的、淡黄色的放电从皮肤的
粘性的、淡黄色的放电从阴道粘膜
皮肤的缩放比例
缩放在头皮
稍纵即逝的疼痛
发僵

换档

MAG。磷。(PHOSPATE 镁合金)

功能

缓解痉挛的组织盐
缓解疼痛拍摄
艾滋病中枢神经系统
可以减轻痛苦幽暗的
补充行动的 Kali 磷。
缓解痉挛疼痛
缓解痉挛
缓解咳嗽
缓解神经痛
止痛卡滞现象
缓解头痛
缓解肠胃胀气
缓解月经疼痛

不足之处

痉挛
抽筋
射击和幽暗的痛苦。

NAT。嘟哝着。(氯化钠)

功能

水-分发组织
密切联系在一起的营养
控制处于低潮和流动的体液
保持适当程度的水分
生理过程
生产的盐酸酸

不足之处

湿度过大的
头痛便秘
过度干燥
油性皮肤
低鬼
苍白的脸,皮肤
很难
排的粪便稀薄的粘液状分泌物
打喷嚏
原肛门
疼痛肛门
干痛苦的鼻
喉症状
烧心的
面部神经痛
眼睛软弱的
牙痛
昏睡
花粉症
恒的钉子
unrefreshing 睡眠
丢失的味道
丧失嗅觉
缓慢消化

渴望的咸水。

硫酸钙(CAL。 SULPH。)

功能

去除废物的产品从血流的
血液净化器和愈合创伤的
补充在《行动纲领》的 Kali Mur(钾)

不足之处

痤疮
腐烂的有机物
伤周围组织

FERR。 磷。 (磷酸铁)

功能

力量的圆形墙壁的血管
韧性的圆形墙壁的血
氧-运营商
第一次援助补救出血
补救措施推进年的疾病
治疗儿童疾病

不足之处

没有红血白血球等

KALI 嘟哝着。
(氯化钾)

功能

艾滋病唾液生产
援助的早期阶段,消化
补充的水垢。 Sulph.
清洁血液
净化血液
艾滋病咳嗽、喉咙痛、支气管炎、
鸡痘、感冒、扁桃体炎、麻疹、
流行性腮腺炎

不足之处

纤维素变为非功能
较厚的、白色的排放
catarths
症状影响皮肤的
症状影响到黏膜的
白色涂层的舌头
轻-彩色的凳子
有生产能力扩充率缓慢肝

6 蛋白质

蛋白质

来源

瘦肉
干豆
蛋
家禽
豌豆
鱼
花生奶油
牛奶
奶酪

功能

提供氨基酸的建设和修复人体组织
供应的能量身体
调节体液平衡
的膳食氮

不足之处

能量营养不良
肝损伤
减少免疫反应
增加了易受感染的
水肿

7 碳水化合物

碳水化合物

来源

谷物
干豆
粉
玉米

奶类产品的
干豌豆
饼
土豆
水果
蔬菜
果冻
糖
糖

功能

提供能源的机构的进程
提供了能量的体力活动
艾滋病使用中的脂肪
蛋白质的备件

不足之处

能量营养不良
体重
损失肌肉

关于作者

我写这本书,使儿童和成年人会知道它的优点,食用某些食物。知识就是力量。 使所有年龄的人成为更健康的身体和心灵。

www.ingramcontent.com/pod-product-compliance
Lightning Source LLC
Chambersburg PA
CBHW050831290526
45792CB00001B/348
9781530332472